Livre De Cuisine Avec Des Recettes Chetogènes Pour Le Gibier D'Eau

Recettes Rapides Et Faciles Pour Préparer De Délicieuses Gaufres Cétogènes Faites Maison Pour Stimuler Le Cerveau Et Vivre Sainement.

Jennifer Hudson

Geraldine Fournier

S'il vous plaît consulter un professionnel autorisé avant de tenter toutes les techniques décrites dans ce livre.

En lisant ce document, le lecteur convient qu'en aucun cas l'auteur n'est responsable des pertes, directes ou indirectes, qui sont subies à la suite de l'utilisation des renseignements contenus dans ce document, y compris, sans s'y limiter, des erreurs, des omissions ou des inexactitudes.

Tableau du contenu

RECETTES..9

DÉBUTANTS 9

Sandwich crémeux de paille de poulet............. 9
Rouleau sandwich à l'œuf et à la ciboulette Chaffle
....11
Chaffle au chocolat et aux amandes...............12
Bruschetta Chaffle.................................14
Burger Chaffle de dinde............................16
Chaffle de bœuf salé...............................18
Chaffles asiatiques de chou-fleur.................20
Chaffles hot-dog...................................22
Nachos de poulet et de paille.....................24
Crevettes épicées et pailles......................26
Chaffles de bœuf de Houmous de buffle.............28
Sandwichs tirés de paille de porc................30
Poulet Jalapeño Chaffles..........................32
Chaffles Okonomiyaki...............................34
Bâtons de Churro citrouille-cannelle..............36
Keto Chocolat Fudge Chaffle.......................38
Keto Reuben Chaffles...............................40
Pailles de parmesan de courgette..................42
40. Bouchées de paille au fromage bleu...........44
Bouchées de Guacamole Chaffle.....................45

INTERMÉDIAIRE 47

Chaffle de potiron avec le glaçage...............47
Petit déjeuner Peanut Butter Chaffle.............49
Pailles aux pommes caramélisées et yogourt.......51
Bol de crème glacée de Chaffle....................53
Gâteau à la crème chaffle.........................54
Chaffle taco......................................56
Paille de parmesan au poulet......................58
Paille de courgette...............................60
Chaffle à l'ail au fromage........................62
Sandwich de paille de poulet......................64
Cornbread Chaffle.................................66
Sandwich au lt Chaffle............................68

6

Gâteau de paille de beurre d'arachide............70
Chaffle de chou-fleur à l'ail..................72
Chaffle de tarte aux pommes....................74
Sloppy Joe Chaffle............................76
Chaffles italiens de saucisse................78
Chaffle de base..............................80
Keto Chaffle à la farine d'amande............82
Chaffle à l'ail..............................83
Paille de bacon..............................85
Chaffle à la cannelle........................87
Chaffle au beurre de noix....................89
Chaffle de myrtille..........................91

EXPERT 93

Paille de citron.............................93
Muffin aux noix de banane....................95
Paille de chocolat...........................97
Pizza Aromatisé Chaffle......................99
Chaffle de velours rouge....................101
Tortilla chaffle............................103
Sirop d'érable & Paille de vanille..........105
Chaffle Churro..............................107
Chaffle aux pépites de chocolat.............109
Sandwich de paille de petit déjeuner........111

LISTE D'ACHATS 113

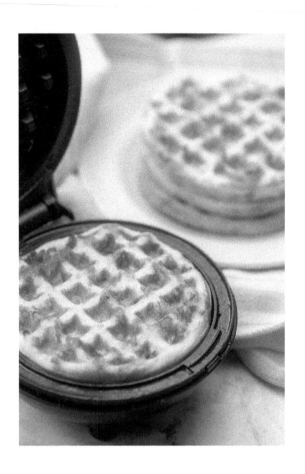

Recettes

Débutants

Sandwich crémeux de paille de poulet

Temps de préparation: 5 minutes

Temps de cuisson: 10 minutes

Portions: 2

ingrédients:

- Antiadhésif
- 1 tasse de filet de poitrine de poulet, coupé en cubes
- Sel et poivre au goût
- 1/4 tasse de crème tout usage
- 4 pailles d'ail
- Persil, haché

Itinéraire:

1. Vaporisez votre poêle d'huile.
2. Mettez-le à feu moyen.
3. Ajouter les cubes de filet de poulet.
4. Assaisonner de sel et de poivre.
5. Réduire le feu et ajouter la crème.
6. Étendre le mélange de poulet sur l'ivraie.
7. Garnir de persil et garnir d'une autre paille.

nutrition:

Calories 273

Graisse totale 38.4g

Gras saturés 4,1 g

Cholestérol 62mg

Sodium 373mg

Glucides totaux 22.5g

Fibres alimentaires 1.1g

Sucres totaux 3.2g

Protéines 17.5g

Potassium 177mg

Rouleau sandwich à l'œuf et à la ciboulette Chaffle

Temps de préparation: 5 minutes

Temps de cuisson: 0 minute

Portions: 2

ingrédients:

- 2 cuillères à soupe de mayonnaise
- 1 œuf dur, haché
- 1 cuillère à soupe de ciboulette, hachée
- 2 paillettes de base

Itinéraire:

1. Dans un bol, mélanger la mayo, l'œuf et la ciboulette.
2. Étendre le mélange sur les paillettes.
3. Rouler l'ivraie.

nutrition:

Calories 258

Graisse totale 14.2g

Gras saturés 2,8 g

Cholestérol 171mg

Sodium 271mg

Potassium 71mg

Glucides totaux 7,5 g

Fibres alimentaires 0,1 g

Protéines 5.9g

Sucres totaux 2.3g

Chaffle au chocolat et aux amandes

Temps de préparation: 5 minutes

Temps de cuisson: 12 minutes

Portions: 3

ingrédients:

- 1 œuf
- 1/4 tasse de fromage mozzarella, râpé
- 1 oz de fromage à la crème
- 2 cuillères à café d'édulcorant
- 1 cuillère à café de vanille
- 2 cuillères à soupe de cacao en poudre
- 1 cuillère à café de levure chimique
- 2 cuillères à soupe d'amandes, hachées
- 4 cuillères à soupe de farine d'amande

méthode:

1. Mélanger tous les ingrédients dans un bol pendant que la gaufrier préchauffe.
2. Verser une partie du mélange dans la gaufrier.
3. Fermer et cuire pendant 4 minutes.
4. Transférer l'ivraie dans une assiette. Laisser refroidir pendant 2 minutes.
5. Répéter les étapes à l'aide du reste du mélange.

Valeur nutritive :

- Calories 167
- Graisse totale 13.1g
- Gras saturés 5g
- Cholestérol 99mg
- Sodium 99mg
- Potassium 481mg
- Glucides totaux 9,1 g
- Fibres alimentaires 3.8g
- Protéines 7.8g
- Sucres totaux 0,8 g

Bruschetta Chaffle

Temps de préparation: 5 minutes

Temps de cuisson: 5 minutes

Portions: 2

ingrédients:

- 2 paillettes de base
- 2 cuillères à soupe de sauce marinara sans sucre
- 2 cuillères à soupe de mozzarella, râpée
- 1 cuillère à soupe d'olives, tranchées
- 1 tomate tranchée
- 1 cuillère à soupe de sauce pesto amicale keto
- Feuilles de basilic

Itinéraire:

1. Étendre la sauce marinara sur chaque paille.
2. Verser le pesto et étendre sur la sauce marinara.
3. Garnir de tomate, d'olives et de mozzarella.
4. Cuire au four pendant 3 minutes ou jusqu'à ce que le fromage ait fondu.
5. Garnir de basilic.
6. Servir et profiter.

<u>nutrition:</u>

Calories 182

Graisse totale 11g

Gras saturés 6,1 g

Cholestérol 30mg

Sodium 508mg

Potassium 1mg

Glucides totaux 3.1g

Fibres alimentaires 1.1g

Protéines 16.8g

Sucres totaux 1g

Burger Chaffle de dinde

Temps de préparation: 10 minutes

Temps de cuisson: 10 minutes

Portions: 2

ingrédients:

- 2 tasses de dinde moulue
- Sel et poivre au goût
- 1 cuillère à soupe d'huile d'olive
- 4 pailles d'ail
- 1 tasse de laitue romaine, hachée
- 1 tomate, tranchée
- mayonnaise
- ketchup

Itinéraire:

1. Mélanger la dinde hachée, le sel et le poivre.
2. Former 2 galettes de burger épaisses.
3. Ajouter l'huile d'olive dans une poêle à feu moyen.
4. Cuire le burger de dinde jusqu'à ce qu'il soit complètement cuit des deux côtés.
5. Étendre mayo sur l'ivraie.
6. Garnir de burger de dinde, de laitue et de tomate.
7. Gicler le ketchup sur le dessus avant de garnir d'une autre paille.

nutrition:

Calories 555

Graisse totale 21.5g

Gras saturés 3,5 g

Cholestérol 117mg

Sodium 654mg

Glucides totaux 4.1g

Fibres alimentaires 2.5g

Protéines 31.7g

Sucres totaux 1g

Chaffle de bœuf salé

Temps de préparation: 10 minutes

Temps de cuisson: 15 minutes

Portions: 2

ingrédients:

- 1 cuillère à café d'huile d'olive
- 2 tasses de bœuf haché
- Sel d'ail au goût
- 1 poivron rouge, coupé en lanières
- 1 poivron vert, coupé en lanières
- 1 oignon, haché finement
- 1 feuille de laurier
- 2 pailles d'ail
- beurre

Itinéraire:

1. Mettez votre poêle à feu moyen.
2. Ajouter l'huile d'olive et cuire le bœuf haché jusqu'à ce qu'il soit doré.
3. Assaisonner de sel d'ail et ajouter la feuille de laurier.
4. Égoutter la graisse, transférer dans une assiette et réserver.
5. Jeter la feuille de laurier.
6. Dans la même poêle, cuire l'oignon et les poivrons pendant 2 minutes.
7. Remettre le bœuf dans la poêle.
8. Chauffer pendant 1 minute.
9. Étendre le beurre sur l'ivraie.

10. Ajouter le bœuf haché et les légumes.

11. Rouler ou plier l'ivraie.

<u>nutrition:</u>

Calories 220

Graisse totale 17.8g

Gras saturés 8g

Cholestérol 76mg

Sodium 60mg

Glucides totaux 3g

Fibres alimentaires 2g

Sucres totaux 5.4g

Protéines 27.1g

Potassium 537mg

Chaffles asiatiques de chou-fleur

Temps de préparation: 20 minutes

Temps de cuisson: 28 minutes

Portions: 4

ingrédients:

Pour les paillettes:

- 1 tasse de riz chou-fleur, cuit à la vapeur
- 1 gros œuf, battu
- Sel et poivre noir fraîchement moulu au goût
- 1 tasse de parmesan finement râpé
- 1 c. à thé de graines de sésame
- 1/4 tasse d'oignons frais hachés

Pour la sauce à trempette :

- 3 c. à soupe d'aminés de noix de coco
- 1 1/2 c. à soupe de vinaigre nature
- 1 c. à thé de purée de gingembre frais
- 1 c. à thé de pâte d'ail fraîche
- 3 c. à soupe d'huile de sésame
- 1 c. à thé de sauce de poisson
- 1 c. à thé de flocons de piment rouge

Itinéraire:

1. Préchauffer le fer à gaufres.
2. Dans un bol moyen, mélanger le riz au chou-fleur, l'œuf, le sel, le poivre noir et le parmesan.

3. Ouvrir le fer et ajouter un quart du mélange. Fermer et cuire jusqu'à ce qu'ils soient croustillants, 7 minutes.
4. Transférer l'ivraie dans une assiette et faire 3 gouffres de plus de la même manière.
5. Pendant ce temps, faire la sauce à trempette.
6. Dans un bol moyen, mélanger tous les ingrédients de la sauce à trempette.
7. Assiettez les paillettes,garnissez de graines de sésame et d'échalotes et servez avec la sauce à trempette.

nutrition:

Calories 231

Graisses 18.88g

Glucides 6.32g

Glucides nets 5.42g

Protéines 9.66g

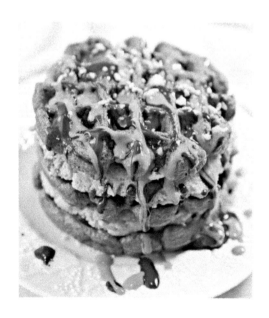

Chaffles hot-dog

Temps de préparation: 15 minutes

Temps de cuisson: 14 minutes

Portions: 2

ingrédients:

- 1 œuf, battu
- 1 tasse de cheddar finement râpé
- 2 saucisses hot-dog, cuites
- Vinaigrette à la moutarde pour la garniture
- 8 tranches de cornichon

Itinéraire:

1. Préchauffer le fer à gaufres.
2. Dans un bol moyen, mélanger l'œuf et le cheddar.
3. Ouvrir le fer et ajouter la moitié du mélange. Fermer et cuire jusqu'à ce qu'ils soient croustillants, 7 minutes.
4. Transférer l'ivraie dans une assiette et faire une deuxième paille de la même manière.
5. Pour servir, garnir chaque paille d'une saucisse, faire tourbillonner la vinaigrette à la moutarde sur le dessus, puis répartir les tranches de cornichon sur le dessus.
6. jouir!

nutrition:

Calories 231

Graisses 18.29g

Glucides 2.8g

Glucides nets 2.6g

Protéines 13.39g

Nachos de poulet et de paille

Temps de préparation: 15 minutes

Temps de cuisson: 33 minutes

Portions: 4

ingrédients:

Pour les paillettes:

- 2 oeufs, battus
- 1 tasse de mélange de fromage mexicain finement râpé

Pour la garniture poulet-fromage :

- 2 c. à soupe de beurre
- 1 c. à soupe de farine d'amande
- 1/4 tasse de lait d'amande non sucré
- 1 tasse de cheddar finement râpé + plus pour garnir
- 3 tranches de bacon, cuites et hachées
- 2 tasses de poitrines de poulet cuites et en dés
- 2 c. à soupe de sauce piquante
- 2 c. à soupe d'oignons frais hachés

Itinéraire:

Pour les paillettes:

1. Préchauffer le fer à gaufres.
2. Dans un bol moyen, mélanger les œufs et le mélange de fromage mexicain.
3. Ouvrir le fer et ajouter un quart du mélange. Fermer et cuire jusqu'à ce qu'ils soient croustillants, 7 minutes.
4. Transférer l'ivraie dans une assiette et faire 3 gouffres de plus de la même manière.

5. Déposer les paillettes sur les assiettes de service et réserver pour servir.

Pour la garniture poulet-fromage :

1. Faire fondre le beurre dans une grande poêle et incorporer la farine d'amande jusqu'à ce qu'il soit doré, 1 minute.
2. Verser le lait d'amande et fouetter jusqu'à ce qu'il soit bien mélangé. Laisser mijoter jusqu'à épaississement, 2 minutes.
3. Incorporer le fromage pour faire fondre, 2 minutes, puis incorporer le bacon, le poulet et la sauce piquante.
4. Déposer le mélange sur les paillettes et garnir d'un peu plus de fromage cheddar.
5. Garnir des échalotes et servir immédiatement.

nutrition:

Calories 524

Graisses 37.51g

Glucides 3.55g

Glucides nets 3.25g

Protéines 41.86g

Crevettes épicées et pailles

Temps de préparation: 15 minutes

Temps de cuisson: 31 minutes

Portions: 4

ingrédients:

Pour les crevettes:

- 1 c. à soupe d'huile d'olive
- 1 lb de crevettes géantes, pelées et déveinées
- 1 c. à soupe d'assaisonnement créole
- Sel au goût
- 2 c. à soupe de sauce piquante
- 3 c. à soupe de beurre
- 2 c. à soupe d'oignons frais hachés pour garnir

Pour les paillettes:

- 2 oeufs, battus
- 1 tasse de fromage Monterey Jack finement râpé

Itinéraire:

Pour les crevettes:

1. Chauffer l'huile d'olive dans une poêle moyenne à feu moyen.
2. Assaisonner les crevettes d'assaisonnement créole et de sel. Cuire dans l'huile jusqu'à ce qu'elle soit rose et opaque des deux côtés, 2 minutes.
3. Verser la sauce piquante et le beurre. Bien mélanger jusqu'à ce que les crevettes soient bien enrobées de sauce, 1 minute.

4. Éteindre le feu et réserver.

Pour les paillettes:

1. Préchauffer le fer à gaufres.
2. Dans un bol moyen, mélanger les œufs et le fromage Monterey Jack.
3. Ouvrir le fer et ajouter un quart du mélange. Fermer et cuire jusqu'à ce qu'ils soient croustillants, 7 minutes.
4. Transférer l'ivraie dans une assiette et faire 3 gouffres de plus de la même manière.
5. Couper les paillettes en quartiers et les déposer dans une assiette.
6. Garnir de crevettes et garnir d'échalotes.
7. Servir chaud.

nutrition:

Calories 342

Graisses 19.75g

Glucides 2.8g

Glucides nets 2.3g

Protéines 36.01g

Chaffles de bœuf de Houmous de buffle

Temps de préparation: 15 minutes

Temps de cuisson: 32 minutes

Portions: 4

ingrédients:

- 2 oeufs
- 1 tasse + 1/4 tasse de cheddar finement râpé, divisé
- 2 échalotes fraîches hachées
- Sel et poivre noir fraîchement moulu au goût
- 2 poitrines de poulet, cuites et en dés
- 1/4 tasse de sauce de buffle
- 3 c. à soupe de houmous à faible teneur en glucides
- 2 tiges de céleri, hachées
- 1/4 tasse de fromage bleu émietté pour la garniture

Itinéraire:

1. Préchauffer le fer à gaufres.
2. Dans un bol moyen, mélanger les œufs, 1 tasse de fromage cheddar, les échalotes, le sel et le poivre noir,
3. Ouvrir le fer et ajouter un quart du mélange. Fermer et cuire jusqu'à ce qu'ils soient croustillants, 7 minutes.
4. Transférer l'ivraie dans une assiette et faire 3 gouffres de plus de la même manière.

28

5. Préchauffer le four à 400 F et tapisser une plaque à pâtisserie de papier sulfurisé. réserver.
6. Couper les paillettes en quartiers et disposer sur la plaque à pâtisserie.
7. Dans un bol moyen, mélanger le poulet avec la sauce buffalo, le houmous et le céleri.
8. Déposer le mélange de poulet sur chaque quart de pailles et garnir du reste du fromage cheddar.
9. Mettre la plaque à pâtisserie au four et cuire au four jusqu'à ce que le fromage fonde, 4 minutes.
10. Retirer du four et garnir de fromage bleu.
11. Servir après.

nutrition:

Calories 552

Graisses 28.37g

Glucides 6.97g

Glucides nets 6.07g

Protéines 59.8g

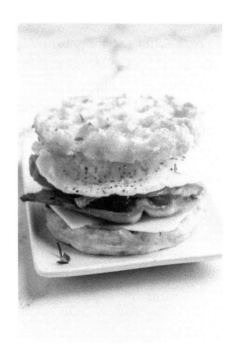

Sandwichs tirés de paille de porc

Temps de préparation: 20 minutes

Temps de cuisson: 28 minutes

Portions: 4

ingrédients:

- 2 oeufs, battus
- 1 tasse de cheddar finement râpé
- 1/4 c. à thé de poudre à pâte
- 2 tasses de porc cuit et râpé
- 1 c. à soupe de sauce BBQ sans sucre
- 2 tasses de mélange de salade de chou râpé
- 2 c. à soupe de vinaigre de cidre de pomme
- 1/2 c. à thé de sel
- 1/4 tasse de vinaigrette ranch

Itinéraire:

1. Préchauffer le fer à gaufres.
2. Dans un bol moyen, mélanger les œufs, le fromage cheddar et la poudre à pâte.
3. Ouvrir le fer et ajouter un quart du mélange. Fermer et cuire jusqu'à ce qu'ils soient croustillants, 7 minutes.
4. Transférer l'ivraie dans une assiette et faire 3 gouffres de plus de la même manière.
5. Pendant ce temps, dans un autre bol moyen, mélanger le porc tiré avec la sauce BBQ jusqu'à ce qu'il soit bien mélangé. réserver.

6. En outre, mélanger le mélange de salade de chou, vinaigre de cidre de pomme, sel et vinaigrette ranch dans un autre bol moyen.
7. Lorsque les paillettes sont_ prêtes, sur deux morceaux, diviser le porc, puis garnir de la salade de chou ranch. Couvrir du reste des _paillettes et_ insérer de mini brochettes pour fixer les sandwichs.
8. Profitez-en après.

nutrition:

Calories 374

Graisses 23.61g

Glucides 8.2g

Glucides nets 8.2g

Protéines 28.05g

Poulet Jalapeño Chaffles

Temps de préparation: 15 minutes

Temps de cuisson: 14 minutes

Portions: 2

ingrédients:

- 1/8 tasse de parmesan finement râpé
- 1/4 tasse de cheddar finement râpé
- 1 œuf, battu
- 1/2 tasse de poitrines de poulet cuites, en dés
- 1 petit piment jalapeño, épé cadavre et haché finement
- 1/8 c. à thé de poudre d'ail
- 1/8 c. à thé de poudre d'oignon
- 1 c. à thé de fromage à la crème, ramolli

Itinéraire:

1. Préchauffer le fer à gaufres.
2. Dans un bol moyen, mélanger tous les ingrédients jusqu'à ce qu'ils soient bien mélangés.
3. Ouvrir le fer et ajouter la moitié du mélange. Fermer et cuire jusqu'à ce qu'ils soient croustillants, 7 minutes.
4. Transférer l'ivraie dans une assiette et faire une deuxième paille de la même manière.
5. Laisser refroidir et servir par la suite.

<u>nutrition:</u>

Calories 201

Graisses 11.49g

Glucides 3.76g

Glucides nets 3.36g

Protéines 20.11g

Chaffles Okonomiyaki

Temps de préparation: 20 minutes

Temps de cuisson: 28 minutes

Portions: 4

ingrédients:

Pour les paillettes:

- 2 oeufs, battus
- 1 tasse de fromage mozzarella finement râpé
- 1/2 c. à thé de poudre à pâte
- 1/4 tasse de radis déchiquetés

Pour la sauce:

- 2 c. à thé d'aminés de noix de coco
- 2 c. à soupe de ketchup sans sucre
- 1 c. à soupe de sirop d'érable sans sucre
- 2 c. à thé de sauce Worcestershire

Pour la garniture :

- 1 c. à soupe de mayonnaise
- 2 c. à soupe d'oignons frais hachés
- 2 c. à soupe de flocons de bonite
- 1 c. à thé de poudre d'algue séchée
- 1 c. à soupe de gingembre mariné

Itinéraire:

Pour les paillettes:

1. Préchauffer le fer à gaufres.
2. Dans un bol moyen, mélanger les œufs, le fromage mozzarella, la poudre à pâte et les radis.

34

3. Ouvrir le fer et ajouter un quart du mélange. Fermer et cuire jusqu'à ce qu'ils soient croustillants, 7 minutes.
4. Transférer l'ivraie dans une assiette et faire un 3 gouffres de plus de la même manière.
5. Pour la sauce:
6. Dans un bol moyen, mélanger les acides aminés de noix de coco, le ketchup, le sirop d'érable et la sauce Worcestershire et bien mélanger.

Pour la garniture :

1. Dans un autre bol à mélanger, mélanger la mayonnaise, les échalotes, les flocons de bonite, la poudre d'algues et le gingembre
2. Aux portions :
3. Disposer les paillettes sur quatre assiettes différentes et faire tourbillonner la sauce sur le dessus. Étendre la garniture sur les paillettes et **servir par** la suite.

nutrition:

Calories 90

Graisses 3.32g

Glucides 2.97g

Glucides nets 2.17g

Protéines 12.09g

Bâtons de Churro citrouille-cannelle

Temps de préparation: 10 minutes

Temps de cuisson: 14 minutes

Portions: 2

ingrédients:

- 3 c. à soupe de farine de noix de coco
- 1/4 tasse de purée de citrouille
- 1 œuf, battu
- 1/2 tasse de fromage mozzarella finement râpé
- 2 c. à soupe de sirop d'érable sans sucre + plus pour servir
- 1 c. à thé de poudre à pâte
- 1 c. à thé d'extrait de vanille
- 1/2 c. à thé d'assaisonnement aux épices à la citrouille
- 1/8 c. à thé de sel
- 1 c. à soupe de cannelle en poudre

Itinéraire:

1. Préchauffer le fer à gaufres.
2. Mélanger tous les ingrédients dans un bol moyen jusqu'à ce qu'ils soient bien mélangés.
3. Ouvrir le fer et ajouter la moitié du mélange. Fermer et cuire jusqu'à ce qu'ils soient dorés et croustillants, 7 minutes.
4. Retirer l'ivraie sur une assiette et en faire 1 de plus avec le reste de la pâte.
5. Couper chaque paille en bâtonnets, arroser le dessus avec plus de sirop d'érable et servir après.

<u>Faits nutritionnels par portion :</u>

Calories 219

Graisses 9.72g

Glucides 8.64g

Glucides nets 4.34g

Protéines 25.27g

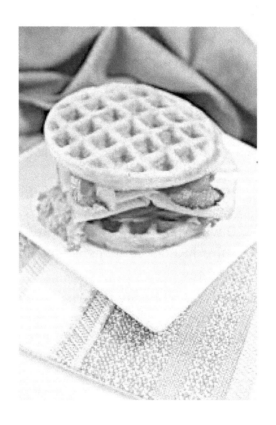

Keto Chocolat Fudge Chaffle

Temps de préparation: 10 minutes

Temps de cuisson: 14 minutes

Portions: 2

ingrédients:

- 1 œuf, battu
- 1/4 tasse de gruyère finement râpé
- 2 c. à soupe de cacao en poudre non sucrée
- 1/4 c. à thé de poudre à pâte
- 1/4 c. à thé d'extrait de vanille
- 2 c. à soupe d'érythritol
- 1 c. à thé de farine d'amande
- 1 c. à thé de crème à fouetter lourde
- Une pincée de sel

Itinéraire:

1. Préchauffer le fer à gaufres.
2. Ajouter tous les ingrédients dans un bol moyen et bien mélanger.
3. Ouvrir le fer et ajouter la moitié du mélange. Fermer et cuire jusqu'à ce qu'ils soient dorés et croustillants, 7 minutes.
4. Retirer l'ivraie sur une assiette et en faire une autre avec le reste de la pâte.
5. Couper chaque paille en quartiers et servir après.

<u>Faits nutritionnels par portion :</u>

Calories 173

Graisses 13.08g

Glucides 3.98g

Glucides nets 2.28g

Protéines 12.27g

Keto Reuben Chaffles

Temps de préparation: 15 minutes

Temps de cuisson: 28 minutes

Portions: 4

ingrédients:

Pour les paillettes:

- 2 oeufs, battus
- 1 tasse de fromage suisse finement râpé
- 2 c. à thé de graines de carvi
- 1/8 c. à thé de sel
- 1/2 c. à thé de poudre à pâte

Pour la sauce:

- 2 c. à soupe de ketchup sans sucre
- 3 c. à soupe de mayonnaise
- 1 c. à soupe de relish à l'aneth
- 1 c. à thé de sauce piquante

Pour le remplissage :

- 6 oz de pastrami
- 2 tranches de fromage suisse
- 1/4 tasse de radis marinés

Itinéraire:

Pour les paillettes:

1. Préchauffer le fer à gaufres.
2. Dans un bol moyen, mélanger les œufs, le fromage suisse, les graines de carvi, le sel et la poudre à pâte.
3. Ouvrir le fer et ajouter un quart du mélange. Fermer et cuire jusqu'à ce qu'ils soient croustillants, 7 minutes.
4. Transférer l'ivraie dans une assiette et faire 3 gouffres de plus de la même manière.

Pour la sauce:

1. Dans un autre bol, mélanger le ketchup, la mayonnaise, le goût de l'aneth et la sauce piquante.
2. Pour assembler :
3. Diviser sur deux paillettes; la sauce, le pastrami, les tranches de fromage suisse et les radis marinés.
4. Couvrir avec les autres paillettes,diviser le sandwich en deux et servir.

nutrition:

Calories 316

Graisses 21.78g

Glucides 6.52g

Glucides nets 5.42g

Protéines 23.56g

41

Pailles de parmesan de courgette

Temps de préparation: 10 minutes

Temps de cuisson: 14 minutes

Portions: 2

ingrédients:

- 1 tasse de courgettes râpées
- 1 œuf, battu
- 1/2 tasse de parmesan finement râpé
- Sel et poivre noir fraîchement moulu au goût

Itinéraire:

1. Préchauffer le fer à gaufres.
2. Mettre tous les ingrédients dans un bol moyen et bien mélanger.
3. Ouvrir le fer et ajouter la moitié du mélange. Fermer et cuire jusqu'à ce qu'ils soient croustillants, 7 minutes.
4. Retirer l'ivraie sur une assiette et en faire une autre avec le reste du mélange.
5. Couper chaque paille en quartiers et servir par la suite.

Faits nutritionnels par portion :

Calories 138

Graisses 9.07g

Glucides 3.81g

Glucides nets 3.71g

Protéines 10.02g

40. Bouchées de paille au fromage bleu

Temps de préparation: 10 minutes

Temps de cuisson: 14 minutes

Portions: 2

ingrédients:

- 1 œuf, battu
- 1/2 tasse de parmesan finement râpé
- 1/4 tasse de fromage bleu émietté
- 1 c. à thé d'érythritol

Itinéraire:

1. Préchauffer le fer à gaufres.
2. Mélanger tous les ingrédients dans un bol.
3. Ouvrir le fer et ajouter la moitié du mélange. Fermer et cuire jusqu'à ce qu'ils soient croustillants, 7 minutes.
4. Retirer l'ivraie sur une assiette et en faire une autre avec le reste du mélange.
5. Couper chaque paille en quartiers et servir par la suite.

Faits nutritionnels par portion :

Calories 196

Graisses 13.91g

Glucides 4.03g

Glucides nets 4.03g

Protéines 13.48g

Bouchées de Guacamole Chaffle

Temps de préparation: 10 minutes

Temps de cuisson: 14 minutes

Portions: 2

ingrédients:

- 1 gros navet, cuit et écrasé
- 2 tranches de bacon, cuites et hachées finement
- 1/2 tasse de fromage Monterey Jack finement râpé
- 1 œuf, battu
- 1 tasse de guacamole pour la garniture

Itinéraire:

1. Préchauffer le fer à gaufres.
2. Mélanger tous les ingrédients sauf le guacamole dans un bol moyen.
3. Ouvrir le fer et ajouter la moitié du mélange. Fermer et cuire pendant 4 minutes. Ouvrir le couvercle, retourner l'ivraie et cuire plus **loin** jusqu'à ce qu'il soit doré et croustillant, 3 minutes.
4. Retirer l'ivraie sur une assiette et en faire une autre de la même manière.
5. Couper chaque paille en quartiers, garnir de guacamole et servir par la suite.

<u>Faits nutritionnels par portion :</u>

Calories 311

Graisses 22.52g

Glucides 8.29g

Glucides nets 5.79g

Protéines 13.62g

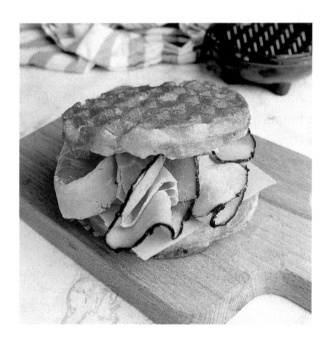

intermédiaire

Chaffle de potiron avec le glaçage

Temps de préparation: 15 minutes

Portions: 2

ingrédients:

- 1 œuf, légèrement battu
- 1 c. à soupe de purée de citrouille sans sucre
- 1/4 c. à thé d'épices à tarte à la citrouille
- 1/2 tasse de fromage mozzarella, râpé

Pour le glaçage :

- 1/2 c. à thé de vanille
- 2 c. à soupe de Swerve
- 2 c. à soupe de fromage à la crème, ramolli

Itinéraire:

1. Préchauffez votre gaufrier.
2. Ajouter l'œuf dans un bol et bien fouetter.
3. Ajouter la purée de citrouille, les épices à tarte à la citrouille et le fromage et bien mélanger.
4. Vaporiser la gaufrier d'un vaporisateur de cuisson.
5. Verser 1/2 de la pâte dans la gaufrier chaude et cuire de 3 à 4 minutes ou jusqu'à ce qu'elle soit dorée. Répéter l'année avec le reste de la pâte.
6. Dans un petit bol, mélanger tous les ingrédients glaçage jusqu'à consistance lisse.
7. Ajouter le glaçage sur les paillettes chaudes_ et servir.

nutrition:

Calories 98

Gras 7 g

Glucides 3,6 g

Sucre 0,6 g

Protéines 5,6 g

Cholestérol 97 mg

Petit déjeuner Peanut Butter Chaffle

Temps de préparation: 15 minutes

Portions: 2

ingrédients:

- 1 œuf, légèrement battu
- 1/2 c. à thé de vanille
- 1 c. à soupe de Swerve
- 2 c. à soupe de beurre d'arachide en poudre
- 1/2 tasse de fromage mozzarella, râpé

Itinéraire:

1. Préchauffez votre gaufrier.
2. Ajouter tous les ingrédients dans le bol et mélanger jusqu'à ce qu'ils soient bien mélangés.
3. Vaporiser la gaufrier d'un vaporisateur de cuisson.
4. Verser la moitié de la pâte dans la gaufrier chaude et cuire de 5 à 7 minutes ou jusqu'à ce qu'elle soit dorée. Répéter l'année avec le reste de la pâte.
5. Servir et profiter.

nutrition:

Calories 80

Sucre 0,6 g

Matières grasses 4,1 g

Protéines 7,4 g

Glucides 2,9 g

Cholestérol 86 mg

Pailles aux pommes caramélisées et yogourt

Portion: 2

Temps de préparation: 5 minutes

Temps de cuisson: 10 minutes

ingrédients

- 1 cuillère à soupe de beurre non salé
- 1 cuillère à soupe de cassonade dorée
- 1 pomme Granny Smith, évidée et tranchée finement
- 1 pincée de sel
- 2 gaufres congelées à grains entiers, grillées
- 1/2 tasse de fromage mozzarella, râpé
- 1/4 tasse de yogourt Yoplait® original Français vanille

direction

1. Faire fondre le beurre dans une grande poêle à feu moyen-vif jusqu'à ce qu'il commence à dorer. Ajouter le fromage mozzarella et bien mélanger.
2. Ajouter le sucre, les tranches de pomme et le sel et cuire, en remuant fréquemment, jusqu'à ce que les pommes soient ramollies et tendres, environ 6 à 9 minutes.
3. Mettre une gaufre chaude chacune dans une assiette, garnir chacune de yogourt et de pommes. Servir chaud.

nutrition:

Calories: 240 calories

Graisse totale: 10.4 g

Cholestérol: 54 mg

Sodium: 226 mg

Glucides totaux : 33,8 g

Protéines: 4.7 g

Bol de crème glacée de Chaffle

Temps de préparation: 5 minutes

Temps de cuisson: 0 minutes

Portions: 2

ingrédients:

- 4 paillettes de base
- 2 boules de crème glacée keto
- 2 cuillères à café de sirop de chocolat sans sucre

méthode:

1. Disposer 2 paillettes de base dans un bol, en suivant la conception profilée du bol.
2. Garnir de crème glacée.
3. Arroser avec le sirop sur le dessus.
4. servir.

Valeur nutritive :

- Calories 181
- Graisse totale 17.2g
- Gras saturés 4,2 g
- Cholestérol 26mg
- Sodium 38mg
- Glucides totaux 7g
- Fibres alimentaires 1g
- Sucres totaux 4.1g
- Protéines 0,4g
- Potassium 0mg

Gâteau à la crème chaffle

Temps de préparation: 20 minutes

Temps de cuisson: 30 minutes

Portions: 8

ingrédients:

Chaffle (Chaffle)

- 4 oz de fromage à la crème
- 4 oeufs
- 1 cuillère à soupe de beurre fondu
- 1 cuillère à café d'extrait de vanille
- 1/2 cuillère à café de cannelle
- 1 cuillère à soupe d'édulcorant
- 4 cuillères à soupe de farine de noix de coco
- 1 cuillère à soupe de farine d'amande
- 1 1/2 c. à thé de levure chimique
- 1 cuillère à soupe de flocons de noix de coco (sans sucre)
- 1 cuillère à soupe de noix, hachées

glaçage

- 2 oz de fromage à la crème
- 2 cuillères à soupe de beurre
- 2 cuillères à soupe d'édulcorant
- 1/2 c. à thé de vanille

méthode:

1. Dans un mélangeur, mélanger tous les ingrédients de l'ivraie, sauf les flocons de noix de coco et les noix.
2. Mélanger jusqu'à consistance lisse.
3. Branchez votre gaufrier.

54

4. Ajouter une partie du mélange à la gaufrier.
5. Cuire pendant 3 minutes.
6. Répétez les étapes jusqu'à ce que le reste de la pâte soit utilisé.
7. Tout en laissant refroidir les paillettes, faire le glaçage en combinant tous les ingrédients.
8. Utilisez un mélangeur pour combiner et transformer le glaçage en consistance moelleuse.
9. Étendre le glaçage sur les paillettes.

Valeur nutritive :

- Calories127
- Graisse totale 13.7g
- Gras saturés 9 g
- Cholestérol 102.9mg
- Sodium 107,3 mg
- Potassium 457 mg
- Glucides totaux 5.5g
- Fibres alimentaires 1.3g
- Protéines 5.3g
- Sucres totaux 1.5g

Chaffle taco

Temps de préparation: 15 minutes

Temps de cuisson: 20 minutes

Portions: 4

Ingrédients:

- 1 cuillère à soupe d'huile d'olive
- 1 lb de bœuf haché
- 1 cuillère à café de cumin moulu
- 1 cuillère à café de chili en poudre
- 1/4 c. à thé de poudre d'oignon
- 1/2 cuillère à café de poudre d'ail
- Sel au goût
- 4 paillettes de base
- 1 tasse de chou, haché
- 4 cuillères à soupe de salsa (sans sucre)

méthode:

1. Verser l'huile d'olive dans une poêle à feu moyen.
2. Ajouter le bœuf haché.
3. Assaisonner de sel et d'épices.
4. Cuire jusqu'à ce qu'ils soient dorés et friables.
5. Pliez l'ivraie pour créer une « coquille de taco ».
6. Farcir chaque taco de paille de chou.
7. Garnir de bœuf haché et de salsa.

<u>Valeur nutritive :</u>

- Calories 255
- Graisse totale 10.9g
- Gras saturés 3,2 g
- Cholestérol 101mg
- Sodium 220mg
- Potassium 561mg
- Glucides totaux 3g
- Fibres alimentaires 1g
- Protéines 35.1g
- Sucres totaux 1.3g

Paille de parmesan au poulet

Temps de préparation: 15 minutes

Temps de cuisson: 8 minutes

Portions: 2

ingrédients:

Chaffle (Chaffle)

- 1 œuf, battu
- 1/4 tasse de fromage cheddar, râpé
- 1/8 tasse de parmesan râpé
- 1 cuillère à café de fromage à la crème
- 1/2 tasse de poitrine de poulet, râpée
- 1/8 c. à thé de poudre d'ail
- 1 cuillère à café d'assaisonnement italien

Garnitures

- 1 cuillère à soupe de sauce à pizza (sans sucre)
- 2 tranches de fromage provolone

méthode:

1. Branchez votre gaufrier.
2. Dans un bol, mélanger tous les ingrédients de l'ivraie.
3. Bien mélanger.
4. Ajouter la moitié du mélange à la gaufrier.
5. Cuire pendant 4 minutes.
6. Répétez avec l'ivraie suivante.
7. Étendre la sauce à pizza sur chaque paille et mettre Provolone sur le dessus.

Valeur nutritive :

- Calories125
- Graisse totale 8.3g
- Gras saturés 4 g
- Cholestérol 115.3mg
- Sodium 285,7 mg
- Potassium 760 mg
- Glucides totaux 2.6g
- Fibres alimentaires 0,3 g
- Protéines 9.4g

Paille de courgette

Temps de préparation: 10 minutes

Temps de cuisson: 8 minutes

Portions: 2

ingrédients:

- 1 tasse de courgettes râpées
- 1/4 tasse de fromage mozzarella, râpé
- 1 œuf, battu
- 1/2 tasse de parmesan, râpé
- 1 cuillère à café de basilic séché
- Sel et poivre au goût

méthode:

1. Préchauffez votre gaufrier.
2. Saupoudrer d'une pincée de sel sur les courgettes et mélanger.
3. Laisser reposer 2 minutes.
4. Envelopper les courgettes d'une serviette en papier et presser pour se débarrasser de l'eau.
5. Transférer dans un bol et incorporer le reste des ingrédients.
6. Verser la moitié du mélange dans la gaufrier.
7. Fermez l'appareil.
8. Cuire pendant 4 minutes.
9. Faire la deuxième paille en suivant les mêmes étapes.

Valeur nutritive :

- Calories 194
- Graisse totale 13 g
- Gras saturés 7 g
- Cholestérol 115 mg
- Sodium 789 mg
- Potassium 223 mg
- Glucides totaux 4 g
- Fibres alimentaires 1 g
- Protéines 16 g
- Sucres totaux 2 g

Chaffle à l'ail au fromage

Temps de préparation: 10 minutes

Temps de cuisson: 8 minutes

Portions: 2

ingrédients:

Chaffle (Chaffle)

- 1 œuf
- 1 cuillère à café de fromage à la crème
- 1/2 tasse de fromage mozzarella, râpé
- 1/2 cuillère à café de poudre d'ail
- 1 cuillère à café d'assaisonnement italien

nappage

- 1 cuillère à soupe de beurre
- 1/2 cuillère à café de poudre d'ail
- 1/2 cuillère à café d'assaisonnement italien
- 2 cuillères à soupe de fromage mozzarella, râpé

méthode:

1. Branchez votre gaufrier pour préchauffer.
2. Préchauffer votre four à 350 degrés F.
3. Dans un bol, mélanger tous les ingrédients de l'ivraie.
4. Cuire dans la gaufrier pendant 4 minutes par paille.
5. Transférer dans un plat allant au four.
6. Étendre le beurre sur chaque paille.
7. Saupoudrer la poudre d'ail et l'assaisonnement italien sur le dessus.
8. Garnir de fromage mozzarella.
9. Cuire au four jusqu'à ce que le fromage ait fondu.

Valeur nutritive :

- Calories141
- Graisse totale 13 g
- Gras saturés 8 g
- Cholestérol 115,8 mg
- Sodium 255,8 mg
- Potassium 350 mg
- Glucides totaux 2.6g
- Fibres alimentaires 0,7 g

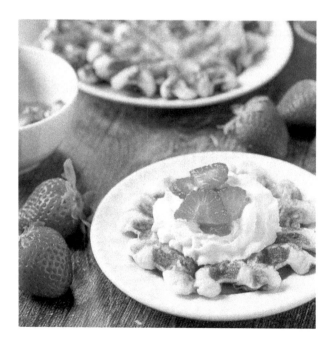

Sandwich de paille de poulet

Temps de préparation: 5 minutes

Temps de cuisson: 15 minutes

Portions: 2

ingrédients:

- 1 filet de poitrine de poulet, coupé en lanières
- Sel et poivre au goût
- 1 cuillère à café de romarin séché
- 1 cuillère à soupe d'huile d'olive
- 4 paillettes de base
- 2 cuillères à soupe de beurre, fondu
- 2 cuillères à soupe de parmesan, râpé

méthode:

1. Assaisonner les lanières de poulet de sel, de poivre et de romarin.
2. Ajouter l'huile d'olive dans une poêle à feu moyen-doux.
3. Cuire le poulet jusqu'à ce qu'il soit doré des deux côtés.
4. Étendre le beurre sur chaque paille.
5. Saupoudrer le fromage sur le dessus.
6. Déposer le poulet sur le dessus et garnir d'une autre paille.

Valeur nutritive :

- Calories 262
- Graisse totale 20g
- Gras saturés 9,2 g
- Cholestérol 77mg
- Sodium 270mg
- Potassium 125mg
- Glucides totaux 1g
- Fibres alimentaires 0,2 g
- Protéines 20.2g
- Sucres totaux 0g

Cornbread Chaffle

Temps de préparation: 5 minutes

Temps de cuisson: 8 minutes

Portions: 2

ingrédients:

- 1 œuf, battu
- 1/2 tasse de fromage cheddar, râpé
- 5 tranches de jalapeno mariné, hachées et égouttées
- 1 cuillère à café de sauce piquante
- 1/4 c. à thé d'extrait de maïs
- Sel au goût

méthode:

1. Dans un bol, mélanger tous les ingrédients tout en préchauffant votre gaufrier.
2. Ajouter la moitié du mélange à l'appareil.
3. Sceller et cuire pendant 4 minutes.
4. Laisser refroidir dans une assiette pendant 2 minutes.
5. Répétez les étapes pour la deuxième paille.

Valeur nutritive :

- Calories150
- Graisse totale 11.8g
- Gras saturés 7 g
- Cholestérol 121mg
- Sodium 1399,4 mg
- Potassium 350 mg
- Glucides totaux 1,1 g
- Fibres alimentaires 0g
- Protéines 9.6g
- Sucres totaux 0,2 g

Sandwich au lt Chaffle

Temps de préparation: 10 minutes

Temps de cuisson: 15 minutes

Portions: 2

ingrédients:

- Antiadhésif
- 4 tranches de bacon
- 1 cuillère à soupe de mayonnaise
- 4 paillettes de base
- 2 feuilles de laitue
- 2 tranches de tomate

méthode:

1. Enrober votre poêle de papier d'aluminium et la placer à feu moyen.
2. Cuire le bacon jusqu'à ce qu'il soit doré et croustillant.
3. Étendre la mayo sur le dessus de l'ivraie.
4. Garnir de laitue, de bacon et de tomates.
5. Garnir d'une autre paille.

Valeur nutritive :

- Calories 238
- Graisse totale 18.4g
- Gras saturés 5,6 g
- Cholestérol 44mg
- Sodium 931mg
- Potassium 258mg
- Glucides totaux 3g
- Fibres alimentaires 0,2 g
- Protéines 14.3g
- Sucres totaux 0,9 g

Gâteau de paille de beurre d'arachide

Temps de préparation: 10 minutes

Temps de cuisson: 10 minutes

Portions: 2

ingrédients:

Chaffle (Chaffle)

- 1 œuf, battu
- 1/4 c. à thé de levure chimique
- 2 cuillères à soupe de beurre d'arachide en poudre (sans sucre)
- 1/4 c. à thé d'extrait de beurre d'arachide
- 1 cuillère à soupe de crème à fouetter lourde
- 2 cuillères à soupe d'édulcorant

glaçage

- 2 cuillères à soupe d'édulcorant
- 1 cuillère à soupe de beurre
- 1 cuillère à soupe de beurre d'arachide (sans sucre)
- 2 cuillères à soupe de fromage à la crème
- 1/4 c. à thé de vanille

méthode:

1. Préchauffez votre gaufrier.
2. Dans un grand bol, mélanger tous les ingrédients de l'ivraie.
3. Verser la moitié du mélange dans la gaufrier.
4. Sceller et cuire pendant 4 minutes.
5. Répétez les étapes pour faire la deuxième paille.

6. Tout en laissant refroidir les paillettes, ajouter les ingrédients glaçage dans un bol.
7. À l'aide d'un mélangeur, transformer le mélange en glaçage moelleux.
8. Étendre le glaçage sur les paillettes et servir.

Valeur nutritive :

- Calories192
- Graisse totale 17 g
- Gras saturés 8 g
- Cholestérol 97,1 mg
- Sodium 64,3 mg
- Potassium 342 mg
- Glucides totaux 3,6 g
- Fibres alimentaires 0,6 g
- Protéines 5,5 g
- Sucres totaux 1,8 g

Chaffle de chou-fleur à l'ail

Temps de préparation: 5 minutes

Temps de cuisson: 8 minutes

Portions: 2

ingrédients:

- 1 œuf, battu
- 1 tasse de riz chou-fleur
- 1/2 tasse de fromage cheddar, râpé
- 1 cuillère à café de poudre d'ail

méthode:

1. Branchez votre gaufrier.
2. Mélanger tous les ingrédients dans un bol.
3. Transférer la moitié du mélange à la gaufrier.
4. Fermer l'appareil et cuire pendant 4 minutes.
5. Mettre l'ivraie sur une assiette pour refroidir pendant 2 minutes.
6. Répétez la procédure pour faire la prochaine paille.

Valeur nutritive :

- Calories 178
- Graisse totale 12.5g
- Gras saturés 7g
- Cholestérol 112mg
- Sodium 267mg
- Glucides totaux 4.9g
- Fibres alimentaires 0,1 g
- Sucres totaux 2.7g
- Protéines 12g

- Potassium 73mg

Chaffle de tarte aux pommes

Temps de préparation: 5 minutes

Temps de cuisson: 8 minutes

Portions: 2

ingrédients:

- 1 œuf
- 1/2 tasse de fromage mozzarella
- 1 cuillère à café d'épices à tarte aux pommes
- 1 cuillère à soupe de pépites de chocolat (sans sucre)

méthode:

1. Mélanger tous les ingrédients dans un bol pendant que la gaufrier préchauffe.
2. Ajouter la moitié du mélange dans la gaufrier.
3. Phoque. Cuire pendant 4 minutes.
4. Mettre l'ivraie sur une assiette pour refroidir pendant 2 minutes.
5. Répétez les étapes pour cuire la deuxième paille.

Valeur nutritive :

- Calories 165
- Graisse totale 10.2g
- Gras saturés 5,2 g
- Cholestérol 174mg
- Sodium 156mg
- Glucides totaux 8,3 g
- Fibres alimentaires 0,6 g
- Sucres totaux 5.9g
- Protéines 10.4g
- Potassium 109mg

Sloppy Joe Chaffle

Temps de préparation: 15 minutes

Temps de cuisson: 15 minutes

Portions: 2

ingrédients:

- 1 cuillère à café d'huile d'olive
- 1 lb de bœuf haché
- Sel et poivre au goût
- 1 cuillère à café de poudre d'oignon
- 1 cuillère à café de poudre d'ail
- 3 cuillères à soupe de pâte de tomate
- 1 cuillère à soupe de chili en poudre
- 1 cuillère à café de moutarde en poudre
- 1/2 c. à thé de paprika
- 1/2 tasse de bouillon de bœuf
- 1 cuillère à café d'aminés de noix de coco
- 1 cuillère à café d'édulcorant
- 4 pailles de pain de maïs

méthode:

1. Verser l'huile d'olive dans une poêle à feu moyen-vif.
2. Ajouter le bœuf haché.
3. Assaisonner de sel, de poivre et d'épices.
4. Cuire pendant 5 minutes en remuant de temps en temps.
5. Incorporer le bouillon de bœuf, les acides aminés de noix de coco et l'édulcorant.
6. Réduire le feu et laisser mijoter pendant 10 minutes.
7. Garnir l'ivraie de pain de maïs du mélange de bœuf haché.

8. Garnir d'une autre paille.

<u>Valeur nutritive :</u>

- Calories 334
- Graisse totale 12.1g
- Gras saturés 4g
- Cholestérol 135mg
- Sodium 269mg
- Potassium 887mg
- Glucides totaux 6,5 g
- Fibres alimentaires 2g
- Protéines 48.2g
- Sucres totaux 2.9g

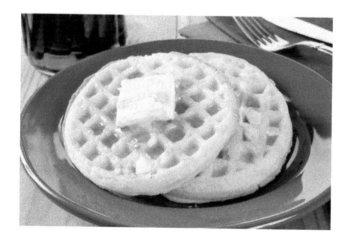

Chaffles italiens de saucisse

Temps de préparation: 5 minutes

Temps de cuisson: 8 minutes

Portions: 2

ingrédients:

- 1 œuf, battu
- 1 tasse de fromage cheddar, râpé
- 1/4 tasse de parmesan râpé
- 1 lb. Saucisse italienne, émiettée
- 2 cuillères à café de levure chimique
- 1 tasse de farine d'amande

méthode:

1. Préchauffez votre gaufrier.
2. Mélanger tous les ingrédients dans un bol.
3. Verser la moitié du mélange dans la gaufrier.
4. Couvrir et cuire pendant 4 minutes.
5. Transférer dans une assiette.
6. Laisser refroidir pour le rendre croustillant.
7. Faites les mêmes étapes pour faire la prochaine paille.

Valeur nutritive :

- Calories 332
- Graisse totale 27.1g
- Gras saturés 10,2 g
- Cholestérol 98mg
- Sodium 634mg
- Glucides totaux 1,9 g
- Fibres alimentaires 0,5 g
- Sucres totaux 0,1 g
- Protéines 19.6g
- Potassium 359mg

Chaffle de base

Temps de préparation: 5 minutes

Temps de cuisson: 8 minutes

Portion: 2

ingrédients:

- Antiadhésif
- 1 œuf
- 1/2 tasse de fromage cheddar, râpé

méthode:

1. Allumez votre gaufrier.
2. Graisser les deux côtés avec un vaporisateur de cuisson.
3. Battre l'œuf dans un bol.
4. Incorporer le cheddar.
5. Verser la moitié de la pâte dans la gaufrier.
6. Sceller et cuire pendant 4 minutes.
7. Retirer lentement l'ivraie de la gaufrier.
8. Laisser reposer pendant 3 minutes.
9. Verser le reste de la pâte dans la gaufrier et répéter les étapes.

Valeur nutritive :

- Calories 191
- Graisse totale 23 g
- Gras saturés 14 g
- Cholestérol 223 mg
- Sodium 413 mg
- Potassium 116 mg
- Glucides totaux 1 g
- Fibres alimentaires 1 g
- Protéines 20 g
- Sucres totaux 1 g

Keto Chaffle à la farine d'amande

Temps de préparation: 5 minutes

Temps de cuisson: 8 minutes

Portions: 2

ingrédients:

- 1 œuf, battu
- 1/2 tasse de fromage cheddar, râpé
- 1 cuillère à soupe de farine d'amande

méthode:

1. Allumez votre gaufrier.
2. Mélanger tous les ingrédients dans un bol.
3. Verser la moitié de la pâte dans la gaufrier.
4. Fermer l'appareil et cuire pendant 4 minutes.
5. Retirer de la gaufrier.
6. Laisser reposer de 2 à 3 minutes.
7. Répétez les étapes avec le reste de la pâte.

Valeur nutritive :

- Calories 145
- Graisse totale 11 g
- Gras saturés 7 g
- Cholestérol 112 mg
- Sodium 207 mg
- Potassium 158 mg
- Glucides totaux 1 g
- Fibres alimentaires 1 g
- Protéines 10 g

- Sucres totaux 1 g

Chaffle à l'ail

Temps de préparation: 5 minutes

Temps de cuisson: 8 minutes

Portion: 2

ingrédients:

- 1 œuf
- 1/2 tasse de fromage cheddar, battu
- 1 cuillère à café de farine de noix de coco
- Pincée de poudre d'ail

méthode:

1. Branchez votre gaufrier.
2. Battre l'œuf dans un bol.
3. Incorporer le reste des ingrédients.
4. Verser la moitié de la pâte dans votre gaufrier.
5. Cuire pendant 4 minutes.
6. Retirer la gaufre et laisser reposer pendant 2 minutes.
7. Faites les mêmes pas avec le reste de la pâte.

Valeur nutritive :

- Calories 170
- Graisse totale 14 g
- Gras saturés 6 g
- Cholestérol 121 mg
- Sodium 220 mg
- Potassium 165 mg
- Glucides totaux 2 g
- Fibres alimentaires 1 g
- Protéines 10 g
- Sucres totaux 1 g

Paille de bacon

Temps de préparation: 5 minutes

Temps de cuisson: 8 minutes

Portions: 2

ingrédients:

- 1 œuf
- 1/2 tasse de fromage cheddar, râpé
- 1 cuillère à café de levure chimique
- 2 cuillères à soupe de farine d'amande
- 3 cuillères à soupe de morceaux de bacon, cuits

méthode:

1. Allumez votre gaufrier.
2. Battre l'œuf dans un bol.
3. Incorporer le fromage, la poudre à pâte, la farine d'amande et les morceaux de bacon.
4. Verser la moitié de la pâte dans la gaufrier.
5. Fermez l'appareil.
6. Cuire pendant 4 minutes.
7. Ouvrir et transférer la gaufre sur une assiette. Laisser refroidir pendant 2 minutes.
8. Répétez la même procédure avec le reste de la pâte.

Valeur nutritive :

- Calories 147
- Graisse totale 11,5 g
- Gras saturés 5,4 g
- Cholestérol 88 mg
- Sodium 286 mg
- Potassium 243 mg
- Glucides totaux 1,7 g
- Fibres alimentaires 1 g
- Protéines 9,8 g
- Sucres totaux 1 g

Chaffle à la cannelle

Temps de préparation: 5 minutes

Temps de cuisson: 8 minutes

Portions: 2

ingrédients:

- 1 œuf
- 1/2 tasse de fromage mozzarella, râpé
- 2 cuillères à soupe de farine d'amande
- 1 cuillère à café de levure chimique
- 1 cuillère à café de vanille
- 2 cuillères à café de cannelle
- 1 cuillère à café d'édulcorant

méthode:

1. Préchauffez votre gaufrier.
2. Battre l'œuf dans un bol.
3. Incorporer le reste des ingrédients.
4. Transférer la moitié de la pâte dans la gaufrier.
5. Fermer et cuire pendant 4 minutes.
6. Ouvrez et mettez la gaufre sur une assiette. Laisser refroidir pendant 2 minutes.
7. Faites les mêmes pas pour le reste de la pâte.

Valeur nutritive :

- Calories 136
- Graisse totale 7.4g
- Gras saturés 2,9 g
- Cholestérol 171mg
- Sodium 152mg
- Potassium 590mg
- Glucides totaux 9,6 g
- Fibres alimentaires 3.6g
- Protéines 9.9g
- Sucres totaux 1g

Chaffle au beurre de noix

Temps de préparation: 10 minutes

Temps de cuisson: 8 minutes

Portions: 2

ingrédients:

- 1 œuf
- 1/2 tasse de fromage mozzarella, râpé
- 2 cuillères à soupe de farine d'amande
- 1/2 c. à thé de levure chimique
- 1 cuillère à soupe d'édulcorant
- 1 cuillère à café de vanille
- 2 cuillères à soupe de beurre de noix

méthode:

1. Allumez la gaufrier.
2. Battre l'œuf dans un bol et mélanger avec le fromage.
3. Dans un autre bol, mélanger la farine d'amande, la poudre à pâte et l'édulcorant.
4. Dans le troisième bol, mélanger l'extrait de vanille et le beurre de noix.
5. Ajouter graduellement le mélange de farine d'amande dans le mélange d'œufs.
6. Incorporer ensuite l'extrait de vanille.
7. Verser la pâte dans la gaufrier.
8. Cuire pendant 4 minutes.
9. Transférer dans une assiette et laisser refroidir pendant 2 minutes.
10. Répétez les étapes avec le reste de la pâte.

Valeur nutritive :

- Calories 168
- Graisse totale 15.5g
- Gras saturés 3,9 g
- Cholestérol 34mg
- Sodium 31mg
- Potassium 64mg
- Glucides totaux 1,6 g
- Fibres alimentaires 1.4g
- Protéines 5.4g
- Sucres totaux 0,6 g

Chaffle de myrtille

Temps de préparation: 10 minutes

Temps de cuisson: 8 minutes

Portions: 2

ingrédients:

- 1 œuf, battu
- 1/2 tasse de fromage mozzarella, râpé
- 1 cuillère à café de levure chimique
- 2 cuillères à soupe de farine d'amande
- 2 cuillères à café d'édulcorant
- 1/4 tasse de bleuets, hachés

méthode:

1. Dans un bol, mélanger tous les ingrédients. Bien mélanger.
2. Allumez la gaufrier.
3. Verser la moitié du mélange dans le dispositif de cuisson.
4. Fermez-le et cuire pendant 4 minutes.
5. Ouvrir la gaufrier et la transférer dans une assiette.
6. Laisser refroidir pendant 2 minutes.
7. Ajouter le reste du mélange à la gaufrier et répéter les étapes.

Valeur nutritive :

- Calories 175
- Graisse totale 4.3g
- Gras saturés 1,5 g
- Cholestérol 86mg
- Sodium 76mg
- Potassium 296mg
- Glucides totaux 6,6 g
- Fibres alimentaires 1.7g
- Protéines 5.3g
- Sucres totaux 2g

Expert

Paille de citron

Temps de préparation: 10 minutes

Temps de cuisson: 12 minutes

Portions: 3-4

ingrédients:

- 1 œuf
- 1/4 tasse de fromage mozzarella, râpé
- 1 oz de fromage à la crème
- 2 cuillères à café de jus de citron
- 2 cuillères à soupe d'édulcorant
- 1 cuillère à café de levure chimique
- 4 cuillères à soupe de farine d'amande

méthode:

1. Préchauffez votre gaufrier.
2. Battre l'œuf dans un bol.
3. Incorporer les deux fromages.
4. Ajouter le reste des ingrédients.
5. Bien mélanger.
6. Verser la pâte dans la gaufrier.
7. Cuire pendant 4 minutes.
8. Ouvrir et laisser cuire la gaufre pendant 2 minutes.
9. Ajouter le reste de la pâte à l'appareil et répéter les étapes.

<u>Valeur nutritive :</u>

- Calories 166
- Graisse totale 9.5g
- Gras saturés 4,3 g
- Cholestérol 99mg
- Sodium 99mg
- Potassium 305mg
- Glucides totaux 3.7g
- Fibres alimentaires 1g
- Protéines 5.6g

Muffin aux noix de banane

Temps de préparation: 10 minutes

Temps de cuisson: 12 minutes

Portions: 3-4

ingrédients:

- 1 œuf
- 1 oz de fromage à la crème
- 1/4 tasse de fromage mozzarella, râpé
- 1 cuillère à café d'extrait de banane
- 2 cuillères à soupe d'édulcorant
- 1 cuillère à café de levure chimique
- 4 cuillères à soupe de farine d'amande
- 2 cuillères à soupe de noix, hachées

méthode:

1. Dans un bol, mélanger tous les ingrédients.
2. Allumez la gaufrier.
3. Ajouter la pâte à la gaufrier.
4. Sceller et cuire pendant 4 minutes.
5. Ouvrir et transférer la gaufre dans une assiette. Laisser refroidir pendant 2 minutes.
6. Faites les mêmes pas avec le reste du mélange.

Valeur nutritive :

- Calories 169
- Graisse totale 14g
- Gras saturés 4,6 g
- Cholestérol 99mg
- Sodium 98mg
- Potassium 343mg
- Glucides totaux 5.6g
- Fibres alimentaires 2g
- Protéines 7.5g
- Sucres totaux 0,6 g

Paille de chocolat

Temps de préparation: 5 minutes

Temps de cuisson: 8 minutes

Portions: 2

ingrédients:

- 1 œuf
- 1/2 tasse de fromage mozzarella, râpé
- 1/2 c. à thé de levure chimique
- 2 cuillères à soupe de cacao en poudre
- 2 cuillères à soupe d'édulcorant
- 2 cuillères à soupe de farine d'amande

méthode:

1. Allumez votre gaufrier.
2. Battre l'œuf dans un bol.
3. Incorporer le reste des ingrédients.
4. Mettre le mélange dans la gaufrier.
5. Sceller l'appareil et cuire pendant 4 minutes.
6. Ouvrir et transférer l'ivraie dans une assiette pour refroidir pendant 2 minutes.
7. Faites les mêmes étapes en utilisant le reste du mélange.

Valeur nutritive :

- Calories 149
- Graisse totale 10.8g
- Gras saturés 2,4 g
- Cholestérol 86mg
- Sodium 80mg
- Potassium 291mg
- Glucides totaux 9g
- Fibres alimentaires 4.1g
- Protéines 8.8g
- Sucres totaux 0,3 g

Pizza Aromatisé Chaffle

Temps de préparation: 10 minutes

Temps de cuisson: 12 minutes

Portions: 3

ingrédients:

- 1 œuf, battu
- 1/2 tasse de fromage cheddar, râpé
- 2 cuillères à soupe de pepperoni, hachées
- 1 cuillère à soupe de sauce keto marinara
- 4 cuillères à soupe de farine d'amande
- 1 cuillère à café de levure chimique
- 1/2 cuillère à café d'assaisonnement italien séché
- Parmesan râpé

méthode:

1. Préchauffez votre gaufrier.
2. Dans un bol, mélanger l'œuf, le fromage cheddar, le pepperoni, la sauce marinara, la farine d'amande, la poudre à pâte et l'assaisonnement italien.
3. Ajouter le mélange à la gaufrier.
4. Fermer l'appareil et cuire pendant 4 minutes.
5. Ouvrez-le et transférez l'ivraie dans une assiette.
6. Laisser refroidir pendant 2 minutes.
7. Répétez les étapes avec le reste de la pâte.
8. Garnir de parmesan râpé et servir.

Valeur nutritive :

- Calories 179
- Graisse totale 14.3g
- Gras saturés 7,5 g
- Cholestérol 118mg
- Sodium 300mg
- Potassium 326mg
- Glucides totaux 1,8 g
- Fibres alimentaires 0,1 g
- Protéines 11.1g
- Sucres totaux 0,4 g

Chaffle de velours rouge

Temps de préparation: 5 minutes

Temps de cuisson: 12 minutes

Portions: 3

ingrédients:

- 1 œuf
- 1/4 tasse de fromage mozzarella, râpé
- 1 oz de fromage à la crème
- 4 cuillères à soupe de farine d'amande
- 1 cuillère à café de levure chimique
- 2 cuillères à café d'édulcorant
- 1 cuillère à café d'extrait de velours rouge
- 2 cuillères à soupe de cacao en poudre

méthode:

1. Dans un bol, mélanger tous les ingrédients.
2. Branchez votre gaufrier.
3. Verser une partie de la pâte dans la gaufrier.
4. Sceller et cuire pendant 4 minutes.
5. Ouvrir et transférer dans une assiette.
6. Répétez les étapes avec le reste de la pâte.

Valeur nutritive :

- Calories 126
- Graisse totale 10.1g
- Gras saturés 3,4 g
- Cholestérol 66mg
- Sodium 68mg
- Potassium 290mg
- Glucides totaux 6,5 g
- Fibres alimentaires 2.8g
- Protéines 5.9g
- Sucres totaux 0,2 g

Tortilla chaffle

Temps de préparation: 5 minutes

Temps de cuisson: 8 minutes

Portions: 2

ingrédients:

- 1 œuf
- 1/2 tasse de fromage cheddar, râpé
- 1 cuillère à café de levure chimique
- 4 cuillères à soupe de farine d'amande
- 1/4 c. à thé de poudre d'ail
- 1 cuillère à soupe de lait d'amande
- Salsa maison
- crème aigre
- Piment Jalapeno, haché

méthode:

1. Préchauffez votre gaufrier.
2. Battre l'œuf dans un bol.
3. Incorporer le fromage, la poudre à pâte, la farine, la poudre d'ail et le lait d'amande.
4. Verser la moitié de la pâte dans la gaufrier.
5. Couvrir et cuire pendant 4 minutes.
6. Ouvrir et transférer dans une assiette. Laisser refroidir pendant 2 minutes.
7. Faites de même pour le reste de la pâte.
8. Garnir la gaufre de salsa, de crème sure et de piment jalapeno.
9. Rouler la gaufre.

Valeur nutritive :

- Calories 225
- Graisse totale 17.6g
- Gras saturés 9,9 g
- Cholestérol 117mg
- Sodium 367mg
- Potassium 366mg
- Glucides totaux 6g
- Fibres alimentaires 0,8 g
- Protéines 11.3g
- Sucres totaux 1,9 g

Sirop d'érable & Paille de vanille

Temps de préparation: 10 minutes

Temps de cuisson: 12 minutes

Portions: 3

ingrédients:

- 1 œuf, battu
- 1/4 tasse de fromage mozzarella, râpé
- 1 oz de fromage à la crème
- 1 cuillère à café de vanille
- 1 cuillère à soupe de sirop d'érable keto
- 1 cuillère à café d'édulcorant
- 1 cuillère à café de levure chimique
- 4 cuillères à soupe de farine d'amande

méthode:

1. Préchauffez votre gaufrier.
2. Ajouter tous les ingrédients dans un bol.
3. Bien mélanger.
4. Verser une partie de la pâte dans la gaufrier.
5. Couvrir et cuire pendant 4 minutes.
6. Transférer l'ivraie dans une assiette et laisser refroidir pendant 2 minutes.
7. Répétez le même processus avec le reste du mélange.

Valeur nutritive :

- Calories 146
- Graisse totale 9.5g
- Gras saturés 4,3 g
- Cholestérol 99mg
- Potassium 322mg
- Sodium 99mg
- Glucides totaux 10.6g
- Fibres alimentaires 0,9 g
- Protéines 5.6g
- Sucres totaux 6.4g

Chaffle Churro

Temps de préparation: 5 minutes

Temps de cuisson: 8 minutes

Portions: 2

ingrédients:

- 1 œuf
- 1/2 tasse de fromage mozzarella, râpé
- 1/2 cuillère à café de cannelle
- 2 cuillères à soupe d'édulcorant

méthode:

1. Allumez votre gaufre.
2. Battre l'œuf dans un bol.
3. Incorporer le fromage.
4. Verser la moitié du mélange dans la gaufrier.
5. Couvrir le fer à gaufres.
6. Cuire pendant 4 minutes.
7. En attendant, mélanger la cannelle et l'édulcorant dans un bol.
8. Ouvrir l'appareil et tremper la gaufre dans le mélange de cannelle.
9. Répétez les étapes avec le reste de la pâte.

Valeur nutritive :

- Calories 106
- Graisse totale 6.9g
- Gras saturés 2,9 g
- Cholestérol 171mg
- Sodium 147mg
- Potassium 64mg
- Glucides totaux 5,8 g
- Fibres alimentaires 2.6g
- Protéines 9.6g
- Sucres totaux 0,4 g

Chaffle aux pépites de chocolat

Temps de préparation: 5 minutes

Temps de cuisson: 8 minutes

Portions: 2

ingrédients:

- 1 œuf
- 1/2 cuillère à café de farine de noix de coco
- 1/4 c. à thé de levure chimique
- 1 cuillère à café d'édulcorant
- 1 cuillère à soupe de crème à fouetter lourde
- 1 cuillère à soupe de pépites de chocolat

méthode:

1. Préchauffez votre gaufrier.
2. Battre l'œuf dans un bol.
3. Incorporer la farine, la poudre à pâte, l'édulcorant et la crème.
4. Verser la moitié du mélange dans la gaufrier.
5. Saupoudrer les pépites de chocolat sur le dessus et fermer.
6. Cuire pendant 4 minutes.
7. Retirer l'ivraie et la mettre dans une assiette.
8. Faites la même procédure avec le reste de la pâte.

Valeur nutritive :

- Calories 146
- Graisse totale 10 g
- Gras saturés 7 g
- Cholestérol 88 mg
- Sodium 140 mg
- Potassium 50 mg
- Glucides totaux 5 g
- Fibres alimentaires 3 g
- Protéines 6 g
- Sucres totaux 1 g

Sandwich de paille de petit déjeuner

Temps de préparation: 10 minutes

Temps de cuisson: 10 minutes

Portion: 1

ingrédients:

- 2 paillettes cuites de base
- Antiadhésif
- 2 tranches de bacon
- 1 œuf

méthode:

1. Vaporisez votre poêle d'huile.
2. Placez-le à feu moyen.
3. Cuire le bacon jusqu'à ce qu'il soit doré et croustillant.
4. Mettez le bacon sur une paille.
5. Dans la même poêle, cuire l'œuf sans mélanger jusqu'à ce que le jaune soit pris.
6. Ajouter l'œuf sur le bacon.
7. Garnir d'une autre paille.

Valeur nutritive :

- Calories 514
- Graisse totale 47 g
- Gras saturés 27 g
- Cholestérol 274 mg
- Sodium 565 mg
- Potassium 106 mg
- Glucides totaux 2 g
- Fibres alimentaires 1 g
- Protéines 21 g
- Sucres totaux 1 g

LISTE D'ACHATS

poivre

sel

Oignon jaune

oeuf

chou-fleur

Baies mélangées

Extrait de vanille

Extrait d'amande

édulcorant

Fromage à la crème

fromage blanc

cheddar

Sauce barbecue sans sucre

lard

steak haché

Parmesan râpé

Farine d'amande

Poudre d'oignon

Poudre d'ail

Crumbles de chou-fleur

oeuf

noix de coco

Graines de citrouille

Bleuets

beurre

Origan séché

mozzarella

Olives noires

Pepperoni de dinde

Tomates raisins

huile d'olive

cannelle

Fromage de chèvre aux herbes

Porc haché

steak haché

Eau

whisky

Graisse de bacon

Vinaigre de cidre de pomme

mayonnaise

Oignons verts

chou rouge

Cure-dents

Pousses de luzerne

coriandre

miel

Sauce soja Tamari

sauce

miel

Sauce à l'ail du Chili

Lait de coco gras

pâte d'arachide

Fromage suisse

mayonnaise

Moutarde de Dijon

choucroute

corned-beef

Moutarde de Dijon

Thym sec

épinard

Carottes

Champignons

porc

oignon

Graines de sésame

jus de citron

oignon

huile d'olive

persil

poulet

bœuf

porc

crevette

Eau

Lin

huile de coco

levure

carotte

avocat

jus de citron

gingembre

Fraises

stévia

Flocons de noix de coco

paprika

Bleuets

banane

Lait d'amande

Tomates

brocoli

Lightning Source UK Ltd.
Milton Keynes UK
UKHW021947140621
385519UK00002B/463